D1865445

Mosaik
bei GOLDMANN

Buch

Allen Carr hat mit seinem Weltbestseller *Endlich Nichtraucher!* Hunderttausenden von Rauchern geholfen, leicht und einfach von ihrer Sucht loszukommen. Nun zeigt er, dass sein leichter Weg auch Gewichtsprobleme löst – ohne Diät, ohne Schuldgefühle, ohne Medikamente. Allen Carr stellt hier seine wichtigsten Grundsätze vor, die zu einer Traumfigur führen.

Autor

Allen Carr rauchte 1983 noch 100 Zigaretten am Tag. Nachdem er gesundheitliche Probleme bekam, fand er für sich eine Methode, die ihn vom Rauchen abbrachte. Er gab seinen Job als Wirtschaftsprüfer auf und gründete in England seine ersten Easyway-Seminare, die mittlerweile weltweit mit großem Erfolg durchgeführt werden.

Von Allen Carr sind bei Mosaik bei Goldmann erschienen:

Endlich Nichtraucher! (13664, 16401)
Für immer Nichtraucher! (16293)
Endlich fliegen ohne Angst! (16288)
Endlich Nichtraucher – Der Ratgeber für Eltern (16358)

ALLEN CARR

Endlich Wunschgewicht

Aus dem Englischen
von Gabriele Zelisko

Mosaik
bei GOLDMANN

Dieser Titel ist in einer erweiterten Fassung als Goldmann Taschenbuch Nr. 16117 erschienen.

Umwelthinweis:
Alle bedruckten Materialien dieses Taschenbuches sind chlorfrei und umweltschonend.

Deutsche Erstausgabe Mai 2000
© 2000 der deutschsprachigen Ausgabe
Wilhelm Goldmann Verlag, München,
ein Unternehmen der Verlagsgruppe Random House GmbH
© 1999 Allen Carr
Umschlaggestaltung: Design Team München
unter Verwendung folgender Fotos:
ZEFA/SIS/Roxana Villa
Zeichnungen: Petra Dorkenwald
Satz: Barbara Rabus, Sonthofen
Druck: Presse-Druck, Augsburg
Verlagsnummer: 16402
Kö · Herstellung: Max Widmaier
Made in Germany
ISBN 3-442-16402-8
www.goldmann-verlag.de

3 5 7 9 10 8 6 4

Vorwort

Allen Carr war über dreißig Jahre lang Kettenraucher und konnte sich nach unzähligen vergeblichen Versuchen aufzuhören nicht einmal mehr zu einem Versuch durchringen. Ähnlich wie Alkoholiker, die für ihre Sucht eine körperliche Veranlagung verantwortlich machen, und viele Übergewichtige, die ihr Problem auf die Drüsen, den Stoffwechsel oder die Gene schieben, glaubte Allen fest daran, dass es so etwas wie eingeschworene Raucher gebe – Menschen, die es für unmöglich halten, ohne Tabak das Leben genießen oder mit Stress fertig werden zu können.

Wer Allen zum ersten Mal trifft, wird schon nach wenigen Minuten feststellen, dass er ein sehr willensstarker Mensch ist, aber selbst das half ihm nicht, das Rauchen aufzugeben. 1983 drückte er seine letzte Zigarette aus, und seither hat er nicht mehr das geringste Verlangen danach verspürt. Ihm wurde bald klar, dass er eine Methode entdeckt hat, mit der jeder Raucher aufhören kann:

- einfach, sofort und auf Dauer
- ohne Gewichtszunahme oder Entzugserscheinungen
- ohne Einsatz von Willenskraft.

Abgesehen davon, macht das Ausgehen mehr Spaß, Sie werden leichter mit Stress fertig und – das Allerwichtigste dabei – Sie brauchen nicht bis an Ihr Lebensende gegen das Verlangen nach einer Gelegenheitszigarette anzukämpfen.

Allen Carr gilt weithin als führender Experte zur Raucherentwöhnung. Ein weltweites Netz von Standorten arbeitet auf Basis seiner Methode. Sein Buch *Endlich Nichtraucher!* befindet sich seit seinem Erscheinen im Jahr 1985 jedes Jahr wieder in den Bestsellerlisten, wurde in mehr als zwanzig Sprachen übersetzt und ist in Deutschland momentan das meistverkaufte Sachbuch.
Was das alles mit dem Abnehmen zu tun hat?
Das kann Allen viel besser erklären als ich.

Robin Hayley, MA (Oson), M.B.A.

Einführung

Nachdem ich einige Jahre lang Gruppenseminare für Raucher durchgeführt hatte, wurde mir klar, dass die Methode von *Endlich Nichtraucher!* bei Alkoholismus oder Heroinabhängigkeit ebenso wirksam war. Viele angebliche Drogensuchtexperten sind der Meinung, das Hauptproblem seien chemische Abhängigkeit und die körperlichen Symptome, die der Entzug hervorruft. Folglich suchen sie nach chemischen Lösungen. Doch die simpelste Lösung für jede Art von Abhängigkeit findet man ausschließlich im Kopf.

Zwischen Rauchen und Essen bestehen sehr enge körperliche und geistige Verbindungen, und noch mehr Ähnlichkeiten bestehen zwischen dem Schritt zum Nichtrauchen und dem Abnehmen. Sowohl Raucher als auch Diäthaltende leiden unter einer Art Schizophrenie, und in ihrem Kopf findet ein permanentes Tauziehen statt. Für den Raucher steht auf der einen Seite: Es ist eklig und abstoßend, bringt mich um, kostet mich ein Vermögen und versklavt mich. Auf der anderen Seite bedeutet es: Die Zigarette ist mein Genuss, meine Stütze, mein Freund. Bei Übergewichtigen heißt es auf der einen Seite: Ich bin dick, lethargisch, krank, sehe schrecklich aus und fühle mich schlecht. Und auf der anderen Seite: Aber ich esse doch so gerne und genieße es.

Während die meisten Raucher nach dem Aufhören für gewöhnlich zunehmen, nahm ich innerhalb von sechs Monaten zwölf Kilo ab. Obwohl mir bewusst war, dass ich Willenskraft und Disziplin einsetzte, genoss ich diese Zeit sogar. Solange Abnehmen das wichtigste Ziel in meinem Leben war, war alles in bester Ordnung. Doch sobald etwas noch Wichtigeres auftauchte, ließ mein Durchhaltevermögen nach und sowohl sportliche Betätigung als auch Diät wurden vernachlässigt. Kaum merklich ging mein Gewicht allmählich wieder nach oben.

Ich muss an dieser Stelle für all jene, die meine Methode kennen, ein weit verbreitetes Missverständnis aufklären. Weil ich ein willensstarker und optimistischer Mensch bin, glauben viele Leute, meine Methode basiere auf dem Einsatz von Willenskraft und positivem Denken. Das ist falsch. Ich bin Optimist, weil mir der gesunde Menschenverstand das gebietet. Dadurch wird mein Leben so viel einfacher und genussvoller. Aber meine positive Lebenseinstellung half mir weder, das Rauchen aufzuhören, noch bewahrte sie mich vor erheblichem Übergewicht!

Jahrelang glaubte ich, das Einzige, wofür meine Methode nicht tauge, sei bei der Gewichtsreduktion. Denn bei Nikotin und anderen Drogen ist nicht mangelnde Willenskraft das Problem, sondern ein Willenskonflikt, eine gewisse Schizophrenie; denn ist das Verlangen nach der Droge erst einmal abgestellt, bedarf es auch keiner Willenskraft mehr, der Versuchung zu widerstehen. Wird jedoch das Verlangen nach Essen abgestellt, schafft man dadurch nur noch größere Probleme.

Sie werden keine Willenskraft brauchen, aber ich muss Ihnen zur richtigen Einstellung verhelfen. Von Geburt an unterliegen wir einer Gehirnwäsche, die uns bestimmte Informationen über Essen und Nahrung vermittelt, die falsch sind. Meine Methode basiert auf gesundem Menschenverstand. Sie brauchen dazu keinerlei Kenntnisse über Kalorien und Vitamine.

Meine Behauptung!

Wenn Sie alle meine Anweisungen befolgen, können Sie von Ihren Lieblingsgerichten essen, so viel und so oft Sie wollen. Sie werden dabei genau das Gewicht halten, das Sie sich wünschen – ohne Diät oder spezielle Übungen, ohne Einsatz von Willenskraft oder Präparaten und ohne Niedergeschlagenheit oder das Gefühl, auf etwas verzichten zu müssen.

Was hat mich auf die Idee gebracht, dass sich meine Methode auch für die Gewichtskontrolle eignet? Nun, das verdanke ich einem Eichhörnchen.

Das Eichhörnchen

Es lief eine senkrechte Ziegelmauer hoch, um meiner Katze zu entkommen. In der darauffolgenden Woche stopfte es sich mit Kernen voll, die eigentlich für die Vögel bestimmt waren. Ich dachte: Beim nächsten Mal wird es die Mauer nicht mehr schaffen. Als hätte es meine Gedanken gelesen, hörte es auf zu fressen und begann, die Kerne zu sammeln. Aber woher wusste es, wann es Zeit war, mit dem Fressen aufzuhören?

Tiere in freier Wildbahn

Stellen Sie sich einen Schwarm Fische vor, eine Herde Gazellen, ein Rudel Löwen. Die einzelnen Tiere sind zwar unterschiedlich groß, haben aber immer den gleichen Körperumfang. Wenn das Futter knapp ist, sind sie vorübergehend vielleicht etwas magerer, aber selbst wenn Futter im Überfluss vorhanden ist, setzen die Tiere niemals Fett an. Fettleibigkeit ist einzig und allein das Privileg des Menschen, der intelligentesten Rasse auf diesem Planeten, und ihrer Haustiere.

Meine Behauptung

Vielleicht halten Sie meine Behauptung für übertrieben. Aber sie gilt für 99,99 Prozent aller Lebewesen auf unserem Planeten. Wenn ihre Lieblingsnahrung vorhanden ist, essen sie, so viel sie wollen und wann sie wollen und sind trotzdem nicht übergewichtig. Und das gilt schon seit drei Milliarden Jahren, seit es Leben gibt.

Warum hatte ich mich geirrt?

Ich hatte zwei völlig gegensätzliche Dinge verglichen: Rauchen und Essen. Ersteres ist eine meist tödlich endende Abhängigkeit von Nikotin, zweiteres ein lebenserhaltender und angenehmer Zeitvertreib, dem wir unser Leben lang mit Genuss nachkommen sollten.

Maßloses Essen

Dabei handelt es sich um eine selbstverschuldete Krankheit, die zu Verstopfung, Durchfall, Magenverstimmung, Sodbrennen, Magengeschwüren, Bluthochdruck, erhöhten Cholesterinwerten, Hautausschlag, Mundfäule, Migräne, Abgeschlagenheit, krankhaften Veränderungen von Herz, Arterien, Magen, Darm, Leber, Nieren und Verdauungstrakt führen kann. Außerdem raubt es den Betroffenen das Selbstwertgefühl und den richtigen Genuss am Essen.

Eine raffinierte Falle

Zunächst verläuft alles so schleichend, dass wir uns des Problems überhaupt nicht bewusst sind. Stellen Sie sich vor, Sie würden sich abends in bester Verfassung, voller Energie und ohne ein Gramm Fett am Körper ins Bett legen und am nächsten Morgen dickbäuchig, aufgebläht und lethargisch aufwachen. Sie würden in höchster Panik Ihren Arzt aufsuchen um von ihm zu erfahren, welche fürchterliche Krankheit Sie heimgesucht hat. Betrachten Sie es einmal von dieser Warte aus! Lassen Sie sich nicht davon ablenken, dass sich die Veränderung nicht über Nacht, sondern im Lauf von mehreren Jahren vollzogen hat.

Kann meine Behauptung realistisch sein?

Aber ich esse von meinen Lieblingsgerichten bereits so viel, wie ich will, das ist ja der Grund, warum ich übergewichtig bin. Wie sollte sich daran etwas ändern?

Denken Sie daran, ich habe Sie aufgefordert, unvoreingenommen zu sein. Lesen Sie »meine Behauptung« noch einmal durch. Sie ist zutreffend. Falls Sie Zweifel haben, sollten Sie sich in Erinnerung rufen, dass sie auf 99,99 Prozent aller Lebewesen zutrifft. Sind Sie der Meinung, Sie haben einen niedrigeren IQ als diese?

Ich habe es bereits mit Diäten versucht

Diäten funktionieren nicht, weil die Mahlzeiten keinen Spaß mehr machen, wenn Sie nicht die Mengen und die Lebensmittel essen dürfen, die Sie gern möchten, und zwischen den Mahlzeiten dauernd hungrig sind. Selbst wenn Sie genügend Willenskraft aufbringen, um sich monatelang zu beherrschen und Ihr Ziel zu erreichen, landen Sie nach Beendigung der Diät innerhalb kürzester Zeit wieder da, wo Sie ursprünglich begonnen haben.

Haben Sie Bedenken?

Dann machen Sie sich auf der Stelle davon frei. Das oberste Ziel ist nicht das Abnehmen, sondern

MEHR FREUDE AM LEBEN!

Und die haben Sie, wenn Sie vor Energie strotzen, stolz auf Ihre Figur sind und jede Mahlzeit mit Genuss einnehmen. Sie haben keinen Grund mehr, niedergeschlagen zu sein, und sind im Begriff, ein ganz neues, wunderbares Leben zu beginnen!

Wie lange brauchen Sie?

Einer der Vorteile meiner Methode besteht darin, dass Sie nicht abwarten müssen, um Ihr Ziel zu erreichen. Sie haben mit Beginn der Lektüre dieses Buches Ihr Gewichtsproblem bereits gelöst und brauchen nichts weiter zu tun, als sämtliche Anweisungen zu befolgen. Die erste lautet: *Seien Sie unvoreingenommen*, die zweite: *Gehen Sie mit einem Gefühl der Herausforderung und Vorfreude ans Werk.*

Falsches Essverhalten

Ich habe das Problem als maßloses Essen bezeichnet, was beinhaltet, dass Sie nicht so viel essen dürfen, wie Sie gern möchten. Das ist es nicht! Das eigentliche Problem liegt in falschem Essverhalten, in der Aufnahme von Lebensmitteln oder Lebensmittelkombinationen also, die nicht dem Stillen von Hunger dienen und auf diese Weise zu übermäßigem Essen führen.

Wie kann ich feststellen, ob ich zu viel esse?

Nehmen wir uns Tiere in freier Wildbahn zum Vorbild. Von Ihnen können wir eine Menge lernen.

Soll das heißen, ich muss nun Hasenfutter essen oder Vegetarier werden?

Nein. Ich ernähre mich nicht vegetarisch. Die Menschen sind eine von vielen Spezies. Wie alle anderen werden auch sie ihre Lieblingsspeisen essen, sofern diese verfügbar sind.

Die unglaubliche Maschine

Ob Sie nun glauben, der Mensch sei Gottes Schöpfung oder das Produkt von drei Milliarden Jahren Evolutionsgeschichte – oder beides –, außer Frage steht, dass der menschliche Körper der ausgeklügeltste Überlebensmechanismus auf diesem Planeten ist. Trotz aller technischen Errungenschaften ist der Mensch nicht in der Lage, auch nur eine einzige Zelle zu erschaffen, ganz zu schweigen von den Billionen Zellen, die perfekt aufeinander abgestimmt sind.

Kein Widerspruch

Ich persönlich sehe keinen Widerspruch zwischen der Schöpfungsgeschichte und der Evolutionslehre. Wie bei einem modernen Auto, das der Mensch ausgehend vom Rad nach und nach entwickelt hat, sind Evolution und natürliche Selektion in meinen Augen Vorgänge, die unser Schöpfer einsetzt, um die Vielfalt und Komplexität des Lebens zu entwickeln. Ich bezeichne diese unglaubliche Intelligenz als Mutter Natur.

Mutter Natur weist den Weg zur richtigen Nahrung

Der menschliche Körper ist das Resultat aus drei Milliarden Jahren Evolutionsgeschichte. Sämtliche Lebewesen wissen instinktiv ihr Überleben zu sichern und welche Art von Nahrung wichtig für sie ist. Jede Spezies verfügt über ihr eigenes, spezialisiertes Verdauungssystem. Was für die einen gut ist, ist für die anderen Gift.

Die sogenannten Experten

Würde man die Dauer allen Lebens auf der Erde innerhalb eines Jahres darstellen wollen, wüssten wir erst seit den allerletzten Sekundenbruchteilen, dass es so etwas wie Vitamine und Kalorien gibt. Wie ist es uns gelungen, so lange ohne Ärzte und Ernährungsexperten zu überleben?

Der Mensch weist den Weg zur richtigen Nahrung

Sobald wir von der Mutterbrust entwöhnt sind, sagen uns intelligente Menschen, was wir essen sollen. Dabei unterliegen sie dem Einfluss massiver kommerzieller Interessen sowie den eigenen Vorurteilen und ihrer Unwissenheit. Die Menschen haben sich nicht selbst erschaffen, und wann immer Ernährungsexperten und Ärzte Ratschläge erteilen, die im Widerspruch zu drei Milliarden Jahren Erfahrung stehen, kann man diese wohl kaum als intelligent bezeichnen!

Woher wissen Tiere, welche Nahrung gut für sie ist?

Stellen Sie sich vor, Sie wären Gott und hätten dem Planeten unzählige verschiedene Arten beschert. Wie würden Sie nun sicherstellen, dass diese den Unterschied zwischen Nahrung und Giftstoffen erkennen? Schlau wäre es, Nahrung mit gutem und Giftstoffe mit schlechtem Geschmack zu versehen.

UND GENAU DAS HAT ER GEMACHT!

Was ist mit der Gewöhnung an Geschmack?

Wie im Fall von Kaffee, Tabak oder Bier? Hände weg davon! Sie untermauern meine Theorie. Tiere in freier Wildbahn würden diese Stoffe niemals anrühren. Der intelligente Mensch jedoch wird von Koffein, Nikotin und Alkohol sogar abhängig. Wer behauptet, bitteren Geschmack zu mögen, widerspricht sich selbst, denn die Bezeichnung beinhaltet ja bereits, dass etwas unangenehm schmeckt.

Die anderen Sinne

Mutter Natur hat uns zudem mit Augen, Geruchs- und Tastsinn ausgestattet. Diese Sinne helfen uns ebenfalls bei der Entscheidung, ob etwas gut oder schlecht ist. Wenn es gut aussieht, gut riecht und gut schmeckt, handelt es sich um Nahrung. Beobachten Sie einmal, wie eine Katze ihr Futter erst begutachtet, dann daran riecht und nur ganz wenig probiert, bevor sie richtig zu fressen beginnt oder es unangetastet stehen lässt, so als wollte man sie vergiften.

Wenn gute Nahrung verdirbt

Das System ist so erdacht, dass gute Nahrung, die verdorben ist, wie zum Beispiel faulendes Frischobst, abstoßend aussieht und auch so riecht und schmeckt und sich sogar so anfühlt. Im Fall eines Eis könnte man sich durch das Äußere und durch Betasten täuschen lassen, also verstärkt die Natur den schlechten Geruch, um sicherzustellen, dass wir nichts Verdorbenes zu uns nehmen.

Warum müssen wir essen?

Ganz einfach, weil wir sonst sterben würden. Aber der Fall liegt noch etwas komplizierter. Es gibt zweierlei Gründe. Ein Auto ist ein Gefährt, das Sie von A nach B transportiert. Um richtig zu funktionieren, muss es mit Treibstoff versorgt und gewartet werden. Ihr Körper ist das Gefährt, das Sie durchs Leben transportiert. Es muss mit Energie und chemischen Substanzen versorgt werden, um die Millionen von Zellen zu ersetzen, die täglich absterben.

Warum essen andere Lebewesen?

Schließlich ist ihnen nicht bewusst, dass sie essen müssen, um zu überleben. Jede Mutter kennt das Problem, ein Baby oder Kind zum Essen zu überreden, wenn es nicht will. Ich habe bereits erklärt, dass jede Spezies weiß, welche Art von Nahrung sie aufnehmen muss, doch wie hat der Schöpfer dafür gesorgt, dass sie überhaupt das Verlangen nach Nahrung verspürt? Er hat uns mit einem genialen Mechanismus ausgestattet, den wir HUNGER nennen!

Ein genialer Mechanismus der Natur

Wir neigen dazu, Hunger häufig als etwas Negatives anzusehen. Sehen Sie ihn als das, was er wirklich ist:

EIN FREUND FÜRS LEBEN!

Viele glauben, Essen sei nur um seiner selbst willen ein Genuss oder weil die Speisen so gut schmecken. Falsch. Der wahre Genuss liegt darin, dass Essen eine Beeinträchtigung des Körpers namens Hunger beseitigt. Aus diesem Grund wünscht man sich in Europa guten Appetit anstelle von gutem Essen.

Versuchen Sie es

Essen Sie doch einmal von Ihrem Lieblingsessen eine Portion nach der anderen. Ab einem gewissen Zeitpunkt haben Sie es buchstäblich satt. Wenn Sie hingegen unter großem Hunger leiden, wird Ihnen sogar eine Ratte als Delikatesse erscheinen. Hungernde Menschen sind nie übergewichtig, unabhängig von Drüsenfehlfunktionen, Stoffwechselstörungen oder genetischer Veranlagung. Für Übergewicht gibt es nur einen einzigen Grund:

FALSCHE ERNÄHRUNG!!!

Das Schöne am Hunger

Das Schöne am Hunger ist, dass Sie es nicht bewusst wahrnehmen, wenn der Vorrat an Energie und chemischen Substanzen im Körper allmählich zur Neige geht und Sie – vorausgesetzt Sie verfügen über genug Lebensmittel –, Ihren Hunger stillen können, sobald Sie sich seiner bewusst werden.

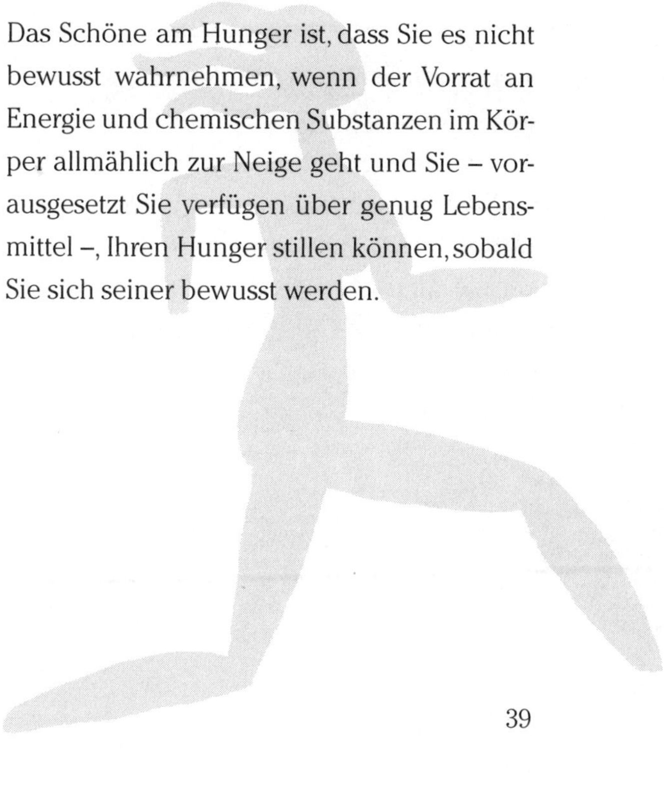

Die wichtigste Ernährungsregel in der Natur

Tiere in freier Wildbahn essen nur dann, wenn sie hungrig sind, und hören damit auf, wenn ihr Hunger gestillt ist. Bei uns Menschen wird nach dem Abstillen das Essverhalten von den Eltern bestimmt – »Du verlässt den Tisch erst, wenn der Teller leer ist!«, und damit wird übermäßiges Essen förmlich vorprogrammiert. Später richten sich unsere Essgewohnheiten nach der Arbeitszeit, dem Lebenspartner, der Kantine und so weiter.

Wieviel möchten Sie wiegen?

Das ist einfach zu beantworten: So viel, dass Sie sich nackt im Spiegel betrachten und den Anblick bewundern können. Müssen Sie von einer Frau im Bikini das Gewicht kennen, um zu beurteilen, ob sie übergewichtig ist? Wenn Sie sich ein Gewicht vorgeben, folgen Sie dem Diktat der Mode oder anderer für Sie wichtiger Instanzen und nicht den Vorgaben von Mutter Natur. Wild lebende Tiere besitzen keine Waage.

Soll ich meine Waage hinauswerfen?

Natürlich nicht! Denn genau wie der Weg zum Übergewicht sich in kleinen, kaum wahrnehmbaren Schritten vollzieht, fühlen wir uns auch beim Abnehmen nicht von Tag zu Tag schlanker. Halten Sie Ihr derzeitiges Gewicht fest und fotografieren Sie sich in Badeanzug oder Badehose. Wiegen Sie sich regelmäßig, dann wird der zunehmende Gewichtsverlust Sie weiter anspornen und den Beweis erbringen, dass meine Methode tatsächlich funktioniert.

Immer das Gleiche!

Ein Beispiel: Wenn Ihnen der Toast auf den Boden fällt, landet er immer auf der mit Marmelade bestrichenen Seite. Oder: Warum sind die Lebensmittel, die am besten schmecken, auch immer die, die man am wenigsten essen sollte? Ich habe gute Nachricht für Sie: Genau das Gegenteil ist richtig. Sie erinnern sich, wilde Tiere fressen immer das, was ihnen am besten schmeckt, und sind trotzdem nicht übergewichtig.

Was essen Sie am liebsten?

Machen Sie sich nicht die Mühe, darüber nachzudenken. Lassen Sie besser Ihr Leben Revue passieren und fragen Sie sich, ob sich Ihre Vorlieben im Lauf der Jahre verändert haben. Halten Sie es für Zufall, dass Asiaten gerne Reis essen, Italiener Nudeln und Briten Brot und Kartoffeln, oder dass es ausgerechnet bei Ihrer Mutter am allerbesten schmeckt?

Machen Sie sich nicht zum Sklaven Ihrer Geschmacksnerven!

Wenn Sie jemandem, der normalerweise keinen Zucker nimmt, ein wenig davon in den Tee geben, wird dieser den Tee ausspucken, als wollten Sie ihn vergiften. Es ist eine erfreuliche Tatsache, dass unsere Geschmacksnerven flexibel sind. Wie Jugendliche hart üben, den Geschmack von Giften wie Tabak und Alkohol zu genießen, vermittelt uns die Gehirnwäsche, Junkfood schmecke gut.

Glauben Sie, ich will Ihnen etwas vormachen?

Ich habe Sie bereits aufgefordert, sich kein bestimmtes Idealgewicht zum Ziel zu setzen. Nun fordere ich Sie außerdem auf, sich auf keine bestimmte Auswahl an Lieblingsspeisen festzulegen. Vielleicht denken Sie nun, ich mache einen Rückzieher, obwohl ich doch behauptet habe, Sie könnten von Ihren Lieblingsspeisen so viel essen, wie Sie möchten, und dabei genau das Gewicht erreichen, das Sie sich wünschen.

Sie können es!

Ich forderte Sie auch auf, unvoreingenommen zu sein. Und hier kommt die schwierigste Aufgabe, die Sie zu erfüllen haben: Befreien Sie sich von der Gehirnwäsche, die Sie durch liebende Mitmenschen wie Ihre Eltern, durch ausgebildete Fachkräfte wie Mediziner und Ernährungsexperten und durch profitgierige Lebensmittelkonzerne erfahren haben.

Setzen Sie Intelligenz und Fantasie ein

Sie werden reich belohnt. Die gesunden Lebensmittel schmecken auf einmal besser. Und der Genuss steigert sich durch das Bewusstsein, etwas zu essen, das fit und gesund macht und den Hunger stillt, ohne Übergewicht oder all die anderen Erkrankungen hervorzurufen, die mit falscher Ernährung in Zusammenhang stehen. Und noch eins: Sie werden jede Mahlzeit ohne Gewissensbisse genießen.

Unser Müllschlucker

Kämen Sie jemals auf die Idee, in Ihren Benzintank Dieselöl zu füllen oder den Motor mit schmutzigem Öl zu schmieren? Natürlich nicht. Und wenn Sie es dennoch versuchten, kämen Sie damit nicht weit. Doch unseren kostbarsten Besitz behandeln wir wie einen Müllschlucker: Zur einen Öffnung werfen wir alle möglichen minderwertigen Nahrungsmittel und Giftstoffe hinein und hoffen, dass sie zur anderen wieder herauskommen.

Aber bisher habe ich es ganz gut ausgehalten!

Mag sein, aber dann war das sicher nicht Ihr Verdienst. Es liegt vielmehr daran, dass Ihr Körper eine unglaubliche Maschine ist. Sie können eine Münze oder eine Glasscherbe schlucken (aber bitte versuchen Sie es nicht), und Ihr Körper kommt damit zurecht. Denken Sie daran, Sie lesen dieses Buch, weil Ihr Körper nun nicht mehr zurechtkommt! Bevor Sie Ihrem Körper weiterhin Schaden zufügen, sollten Sie verstehen, welche Schwierigkeiten Sie ihm bereiten.

Das Verdauungssystem

Aufgabe des Verdauungssystems ist es, lebenswichtige Energie und chemische Substanzen aus der aufgenommenen Nahrung zu extrahieren und die Abfall- und Giftstoffe mit einem Minimum der gewonnenen Energie abzutransportieren.

Ein Verlust an Energie

Eine der genialen Eigenschaften unseres Organismus ist die, dass der Verdauungsprozess vegetativ und parallel zu vielen anderen lebenswichtigen Funktionen erfolgt. Für die Verdauung wird weitaus mehr Energie aufgewendet als für jede andere Körperfunktion, daher fühlen wir uns nach einer Mahlzeit müde. Manche Lebensmittel, wie etwa Wurst, verbrauchen im Körper mehr Energie, als sie liefern.

Das Plastikeimer-Syndrom

Ihr Auto fährt mit einem Benzin-Luft-Gemisch. Benzin wird aus Rohöl raffiniert, ebenso wie Plastik. Würden Sie nun, wenn Ihnen das Benzin ausgegangen ist, einen Plastikeimer zerkleinern, die Stücke in den Benzintank füllen und hoffen, der Motor würde wieder laufen? Genauso verfahren wir aber, wenn wir Junkfood essen.

Steak macht starke Muskeln

Dabei handelt es sich sozusagen um einen Klassiker unter den Plastikeimer-Mythen. Proteine sind lebenswichtig für uns, also essen wir das Fleisch von Rindern. Das klingt logisch, aber unser Verdauungssystem funktioniert nicht auf diese Weise. Woher haben die Rinder ihr Eiweiß? Die größten und stärksten Tiere auf unserem Planeten, wie Elefanten, Nashörner, Pferde und so weiter, fressen kein Fleisch. Wir brauchen auch Eisen, aber kämen Sie im Traum darauf, welches zu verspeisen?

Milch sorgt für feste Zähne und Knochen

Kalzium ist notwendig für feste Zähne und Knochen. Milch und Milchprodukte wie Käse enthalten Kalzium. Wie decken Rinder ihren Kalziumbedarf? Die größten Zähne sind die Stoßzähne von Elefanten. Elefanten haben auch die größten Knochen. Aber sie trinken keine Milch. Nicht einmal Rinder trinken Milch! Die einzigen ausgewachsenen Säugetiere auf diesem Planeten, die Milch trinken, sind der Mensch und seine Haustiere.

Soll das heißen, wir müssen Gras essen?

Natürlich nicht. Eine Kuh frisst Gras, weil ihr Verdauungssystem darauf ausgerichtet ist, die für sie wichtigen chemischen Substanzen über das Gras aufzunehmen. Jede Art hat ihr eigenes, spezialisiertes Verdauungssystem, und Mutter Natur versorgt jede Art mit den auf sie zugeschnittenen Nahrungsprodukten, die sämtliche für ihr Überleben wichtigen Stoffe und die nötige Energie enthalten.

Wir denken in den Kategorien Nahrung oder Gift

Wir neigen dazu, die Speisen, die wir zu uns nehmen, als essbar oder giftig einzustufen. Was uns krank macht oder umbringt, betrachten wir als Gift, alles andere als Nahrung. Denken Sie um! Alkohol ist ein Gift, dennoch können wir ohne gravierende Schädigung unseres Organismus große Mengen davon konsumieren. Unser Körper ist darauf eingerichtet, bis zu einem gewissen Grad mit Giften fertig zu werden.

Was ist Junkfood?

Vergessen Sie alle Definitionen von Ärzten oder Ernährungsexperten. Im Zusammenhang mit meiner Methode ist Junkfood die Art von Speisen, die nicht zu den spezifischen Nahrungsmittelgruppen einer bestimmten Art gehört. Ich bin also so arrogant, ausgebildeten Fachleuten zu widersprechen. Aber wenn diese Fachleute dem widersprechen, was die Natur vorgibt, bin nicht ich arrogant, sondern diese sind ganz einfach dumm.

Nicht mehr kategorisch zwischen Nahrungsmitteln oder Gift trennen

Beginnen Sie, zwischen guten und schlechten Nahrungsmitteln zu unterscheiden. Wie geht das? Wir wissen, dass Tiere in freier Wildbahn dazu in der Lage sind. Unsere natürlichen Instinkte hingegen sind es nicht, weil sie durch eine lebenslängliche Gehirnwäsche zerstört wurden.
Zum Glück gibt es Fakten, an denen wir uns orientieren können. Beginnen wir damit, die Gehirnwäsche rückgängig zu machen.

Enthält Ihr Speiseplan genügend Fleisch?

Von Geburt an wurde uns vermittelt: Große saftige Steaks machen uns groß und stark. Zwar haben Ernährungswissenschaftler dies in den letzten Jahren revidiert und raten nun dazu, Fett zu meiden und weniger rotes Fleisch zu verzehren. Den Irrglauben, wir müssten Fleisch essen, um unseren Eiweißbedarf zu decken, haben wir bereits ad acta gelegt. Die größten Landsäugetiere sind allesamt Pflanzenfresser.

Aber wer ist der König des Dschungels?

Ein Löwe ist nicht annähernd so stark wie ein Elefant, und für den Fall, dass Sie den Löwen für ein Kraftpaket halten, sollten Sie sich in Erinnerung rufen, dass ausgerechnet er zwanzig Stunden am Tag schlafend verbringt. Ein Orang-Utan, der kein Fleisch frisst, schläft nur sechs Stunden. Und die Energie, über die ein Löwe verfügt, bezieht er nicht aus seinem Fleischkonsum.

Fleischfresser fressen keine Fleischfresser

Löwen töten zwar Leoparden oder Geparde, fressen sie in der Regel aber nicht auf. In einem Naturfilm, in dem gezeigt wird, wie ein fleischfressendes Tier Beute macht, kann man häufig sehen, dass der Anführer des Rudels als erstes den Bauch des Beutetieres aufreißt und den Inhalt des Magens verspeist. Das ist die Eiweißquelle des Löwen: die vegetarische Nahrung von Pflanzenfressern.

Die Spezialitäten auf dem Speiseplan

Nach dem Mageninhalt zu schließen, macht sich der Löwe erst über die Organe eines Beutetiers her: Herz, Leber, Nieren, Gedärme, Lunge und Gehirn. Neben den Knochen lässt er das Fleisch bis zum Schluss unangetastet. Meist sind es Kreaturen am unteren Ende der Hackordnung, wie Hyänen und Aasgeier, an die das Fleisch abfällt.

Versuchen Sie einmal, rohes Fleisch zu essen

Wir können Fleisch nur in gekochtem Zustand essen, und selbst dann ist es für uns schwer verdaulich. Vielleicht finden Sie das nicht schlimm. Das Kochen von Lebensmitteln ist in der Entwicklungsgeschichte der menschlichen Rasse eine relativ junge Erscheinung. Die DNA eines Menschen unterscheidet sich nicht einmal zu einem Prozent von der eines Schimpansen. Unsere Verdauungsorgane sind praktisch identisch mit denen unserer Verwandten: der Menschenaffen.

Wir sind einfach nicht dafür geschaffen, Fleisch zu essen

Fleischfresser besitzen Fangzähne und lange, scharfe Krallen, um Fleisch zu zerteilen. Sie verfügen über zehnmal mehr Salzsäure als der Mensch, die Säure also, die erforderlich ist, um die Toxine im Fleisch abzubauen. Da Fleisch schnell zu faulen beginnt, haben sie relative kurze Gedärme, so dass sich im Verfallsprozess befindendes Fleisch in möglichst kurzer Zeit wieder ausgeschieden wird. Fleisch liefert praktisch keine Energie.

Den Treibstoff liefern die Kohlenhydrate

Fleisch enthält so gut wie keine Kohlenhydrate, außerdem fehlen die für geregelte Verdauung und Wohlbefinden unerlässlichen Nahrungsbestandteile: BALLASTSTOFFE! Fleisch bietet kaum Positives und ist das Nahrungsmittel, das am schwersten verdaulich und dessen Abfallprodukte für den Körper am schwierigsten auszuscheiden sind. Vielleicht fällt es Ihnen schwer, das zu akzeptieren, doch was den Mensch betrifft gilt:

FLEISCH UND WURST SIND DER ALLERGRÖSSTE SCHROTT!

Die Junkfood-Toleranz

Die Vorstellung, kein Fleisch mehr essen zu dürfen, missfällt Ihnen vielleicht, aber der Vorteil meiner Methode ist, dass sie keine Einschränkungen auferlegt. Wildlebende Tiere müssen sich von weniger gutem Futter ernähren, wenn nichts Besseres zur Verfügung steht. Solange mindestens siebzig Prozent dessen, was Sie zu sich nehmen, aus nährstoffreichen Lebensmitteln bestehen, kann der Rest Junkfood sein, ohne dass es Ihnen schadet.

Geben Sie einem Kind einen Apfel und einen Spatz

Wenn es den Vogel aufisst und mit dem Apfel spielt, fresse ich einen Besen. Was würde aber Ihre Katze fressen? Wir Menschen sind nicht einmal emotional auf das Essen von Fleisch eingerichtet. Überkommt Sie beim Anblick eines neugeborenen Lamms die Lust, es zu töten und sich über sein Fleisch herzumachen? Oder sagen Sie vielmehr: »Ist das aber süß!«

Wir lieben die Natur

Eher würden wir selbst hungern, als unsere Haustiere hungern zu lassen. Vielleicht finden Sie, dass wir zivilisierte Menschen sind und nicht dazu erzogen wurden, Tiere zu töten. Falsch. Diese Lämmer werden einzig und allein zu dem Zweck gezüchtet, geschlachtet und verspeist zu werden. Müssten wir Sie persönlich umbringen, würden wir sie sehr wahrscheinlich nicht essen.

Tiere verhalten sich wie Tiere

Menschen dagegen verhalten sich wie Menschen. Tiere töten nur, um zu überleben. Was könnte man sich Barbarischeres vorstellen, als Tiere zu züchten, die uns lieben und vertrauen, nur um sie dann aufzuessen. Es wäre noch halbwegs verständlich, wenn es nicht ausreichend Ernährungsalternativen gäbe. Fleisch macht uns übergewichtig, lethargisch und krank und bietet absolut keinen gesundheitlichen Vorteil.

Appelliere ich an Ihr Gewissen?

Nein, wir haben bereits ein schlechtes Gewissen, das ist auch der Grund, warum wir uns selbst etwas vormachen. Wir essen keine Kühe, Hühner, Rehe, Kälber oder Schweine, sondern Rindfleisch, Hähnchen, Wild, Kalb- oder Schweinefleisch. Menschen sind keine geborenen Fleischfresser. Wir haben weder den Magen, um Tiere zu verdauen, noch das Herz oder den Wunsch dazu. Unser natürlicher Instinkt gebietet uns, sie zu lieben und zu beschützen.

Jeden Tag ein Glas Milch

Dies war vor noch gar nicht langer Zeit Pflicht an den Schulen, auch wenn eine Reihe von Schülern ganz offensichtlich allergisch darauf reagierte. Mir fiel es schon schwer genug, Fleisch als ungesund zu betrachten, aber noch mehr Probleme bereitete es mir, dies auch auf Milch und Milchprodukte wie Käse, Butter, Sahne und Joghurt auszudehnen. Die ersten Monate unseres Lebens trinken wir ausschließlich Milch. Wie kann es dann sein, dass Milch ungesund ist?

Die erste unumstößliche Tatsache

Das Überleben und Gedeihen neugeborener Säugetiere hängt zwar zum größten Teil von der Muttermilch ab, doch gehört das Entwöhnen oder Abstillen ebenfalls zum Plan von Mutter Natur. Zur Aufspaltung und Verdauung von Milch sind die Enzyme Renin und Laktase notwendig. Bei den meisten Menschen sind diese beiden Enzyme im Alter von drei Jahren nicht mehr vorhanden. Unser Körper ist nicht darauf eingerichtet, nach dem Abstillen noch Milch zu verdauen.

Die zweite unumstößliche Tatsache

Die Milch der Säugetiere ist von Art zu Art verschieden, enthält aber in jedem Fall Kasein, das im Magen zu großen, harten und schwer verdaulichen Klumpen gerinnt. Kuhmilch enthält 300-mal mehr Kasein als Muttermilch. Wenn Sie am Milchtrinken festhalten, belasten Sie damit Ihr Verdauungssystem.

Aber dann bleibt nur noch Hasenfutter

Man muss kein Sherlock Holmes sein, um zu erkennen, dass nach dem Ausklammern von Fleisch und Milchprodukten nur noch Obst, Nüsse, Gemüse, Getreide, Reis, Körner und andere pflanzliche Produkte übrig bleiben. Vielleicht halten Sie diese Vorstellung für ziemlich entmutigend, doch bevor Sie verzweifelt aufgeben, sollten Sie sich an »Meine Behauptung« und an die Junkfood-Toleranz erinnern.

Naturbelassene und konservierte Lebensmittel

Naturbelassen sind alle Lebensmittel, die nicht vom Menschen verändert wurden, alle anderen sind konservierte Lebensmittel. Zu den zahlreichen vom Menschen entwickelten Methoden der Lebensmittelverarbeitung zählen unter anderem das Kochen, Raffinieren, Tiefkühlen, Räuchern, Konservieren in Dosen, Einlegen in Essig, Abfüllen in Flaschen, Würzen, Süßen, Trocknen und Salzen.

Warum werden Lebensmittel konserviert?

Dafür gibt es verschiedene Gründe. Es hilft uns, sonst ungenießbare Speisen, wie zum Beispiel Fleisch, zu verdauen. Es entzieht giftige Inhaltsstoffe. Es verbessert den Geschmack und gibt Abwechslung. Der Hauptgrund allerdings ist die Haltbarmachung. Die Menschheit wäre ohne das Wissen, Lebensmittel zu konservieren, nicht in der Lage gewesen, Hungersnöte zu überstehen oder Ozeane zu überqueren. Dieses Wissen machte es dem Menschen möglich, die ganze Erde zu kolonisieren.

Hände weg von konservierten Lebensmitteln!

Wenn die Betriebsanleitung für Ihr Auto eine bestimmte Oktanzahl für das Benzin vorschreibt, werden Sie sich an diesen Rat halten. Aber jedes Mal, wenn wir Nahrung konservieren, ignorieren wir den Rat einer viel höheren Intelligenz. Ich will die Leistungen des Menschen in der Konservierung von Lebensmitteln nicht in Frage stellen, aber die Vorteile halten einer näheren Betrachtung nicht stand. Sehen wir uns die Fakten einmal genauer an.

Die verschiedenen Abstufungen von Junkfood

Ebenso wie es Giftstoffe in unterschiedlicher Konzentration gibt – Arsen führt schneller zum Tod als Alkohol –, gibt es auch Junkfood von unterschiedlicher Schädlichkeit. Wenn wir natürliche Lebensmittel weiterverarbeiten, verwandeln wir diese in Junkfood, wird Junkfood weiterverarbeitet, etwa durch Kochen oder die Herstellung von Käse aus Milch, produzieren wir damit lediglich noch schlechteres Junkfood.

Der lebenswichtige Wassergehalt

Benzin und Schmierstoffe im Auto sind Flüssigkeiten. Flüssigkeit spielt auch für unseren Organismus eine wichtige Rolle. Blut transportiert Energie und wichtige chemische Substanzen im Körper. Flüssigkeit spielt eine entscheidende Rolle in der Verdauung und im Abtransport von Abfallstoffen. Natürliche Lebensmittel enthalten viel Wasser, das durch Konservieren entzogen wird.

Kochen

Vielleicht sind Sie der Meinung, wir kochen Fleisch, nicht, weil wir es roh nicht essen können, sondern weil wir dadurch den Geschmack verbessern. Kaum ein Nahrungsmittel schmeckt langweiliger als pures Fleisch. Angenommen, Fleisch schmeckt gekocht tatsächlich so gut, warum müssen wir es dann würzen oder mit Saucen verfeinern? Dies dient ausschließlich dazu, einem sonst faden Geschmack Würze zu verleihen.

Selbst kalte Fleischgerichte müssen vorher gekocht werden

Fleisch verdirbt schnell, also müssen die Bakterien abgetötet werden, indem man es kocht. Aber das Kochen führt auch zum Verlust jeglicher Nährstoffe, die im Fleisch vielleicht enthalten waren, und zum Entzug von der im Fleisch ohnehin nur gering enthaltenen Flüssigkeit. Die Zugabe von Wasser beim Kochen oder Trinken zu den Mahlzeiten kann dies nicht kompensieren. Unser Verdauungssystem funktioniert nicht nach diesem Muster.

Unser Kampf gegen Bakterien

Egal, ob wir Nahrung kochen, einfrieren, in Dosen füllen, räuchern, in Essig einlegen oder in Flaschen abfüllen – immer geht es darum, dem Fäulnis- oder Zersetzungsprozess entgegenzuwirken. Um dies zu erreichen, müssen wir sie vor Bakterien schützen. Wenn Nahrung für Bakterien nicht taugt, taugt sie ganz sicher auch nicht für uns!

Der einzige Grund, Nahrung zu konservieren

Da jegliche Art der Weiterverarbeitung den Nährwert natürlicher Lebensmittel vermindert, besteht der einzig triftige Grund, Nahrung zu konservieren, in der Vorsorge gegen Hungersnot. Früher überlebten die Seefahrer mit Käse, Keksen, Marmelade und gepökeltem Fleisch. Doch machten sie auch bald die Erfahrung, dass ein Verzicht auf frisches Obst und Gemüse über längere Zeit den Körper schwerwiegend schädigt.

Abgepackte Lebensmittel

Ein großer Teil unserer Nahrungsmittel wird von großen kommerziell orientierten Konzernen produziert. Überlegen Sie einmal, womit Sie sich in der vergangenen Woche ernährt haben. Wie groß war der Anteil an naturbelassenen Lebensmitteln? Selbst die Grundnahrungsmittel wie Milch, Brot und Kartoffeln sind behandelt. Kein Wunder also, wenn wir übergewichtig, lethargisch und krank werden.

Der Sinn von Hunger

Hunger ist nicht einfach nur der Hinweis unseres Körpers, dass wir essen müssen. Tiere in freier Wildbahn verlangen, abhängig davon, welche Nährstoffe ihnen gerade fehlen, nach unterschiedlichen Nahrungsarten. Unsere natürlichen Instinkte wurden durch die Gehirnwäsche zerstört. Die »Gelüste« schwangerer Frauen sind nichts anderes als die Stimme ihres Körpers, der ihnen sagt: Das Kind da drinnen braucht mehr Nährstoffe.

Was Junkfood bewirkt

Sie fühlen sich satt, doch weil Ihr Körper nicht genug Energie und Nährstoffe aufgenommen hat, sind Sie immer noch hungrig. Also essen Sie noch mehr Junkfood und machen damit alles noch schlimmer. Junkfood liefert wenig Energie, verbraucht aber um so mehr, da Verdauung und Ausscheiden der Abfallstoffe Mühe bereiten.

Die Folge

Nieren und Leber können nicht mehr alle Giftstoffe beseitigen, Magen und Darm werden mit der dauernden Überlastung nicht mehr fertig. Der ständig zunehmende Überschuss muss vom Körper als Fett eingelagert werden. Sie fühlen sich permanent müde und unwohl, paradoxerweise aber auch ständig hungrig.

Welche Nahrungsmittel sind für den Menschen ideal?

Wer auch nur einen Funken gesunden Menschenverstand besitzt, muss die Richtigkeit der Argumente gegen Fleisch, Milchprodukte und andere Arten von Junkfood einfach anerkennen. Und daraus ergibt sich zwangsläufig die Auswahl an Nahrungsmitteln, die wir zu uns nehmen sollten. Betrachten wir, beginnend mit der Ernährungsweise unserer Vorfahren, diese Fakten einmal näher.

Ist dieser Vergleich überhaupt zulässig?

Sie können nun einwenden, dass unser Verdauungssystem, seit wir von den Bäumen heruntergeklettert sind und am Boden leben, ausreichend Zeit hatte, sich auf die veränderte Ernährungsweise umzustellen. Doch auch hier gilt wieder: Nach wie vor besitzen wir rein äußerlich große Ähnlichkeit mit den Menschenaffen, und unser Inneres ist praktisch identisch.

Was essen Gorillas?

Wenn vorhanden, essen Gorillas frische Früchte und Nüsse. Stehen diese nicht zur Verfügung, weichen sie auf andere pflanzliche Produkte aus. Sie essen niemals Fleisch oder Milchprodukte. Manche Affen, wie zum Beispiel die Schimpansen, nehmen gelegentlich Fleisch zu sich, doch zum überwiegenden Teil ernähren sie sich von Obst, Nüssen und anderen Pflanzen.

Wie kann man nur mit Obst überleben?

Unser Bedürfnis nach fester Nahrung ist lediglich ein Teil der Gehirnwäsche. Alle jungen Säugetiere wachsen mit erstaunlicher Geschwindigkeit heran, obwohl sie ausschließlich mit Muttermilch ernährt werden. Denken Sie zum Beispiel beim Betrachten einer riesigen Eiche daran, dass diese ohne das geringste Zutun des Menschen aus einer winzigen Eichel entstanden ist und sich seit Hunderten von Jahren nur durch die Aufnahme von Nährstoffen aus dem Boden und dem Wasser entwickelt hat.

Was ist mit Vitaminmangel?

Sie brauchen sich darüber oder über Kalorien keinerlei Gedanken zu machen. Das sind Probleme, die der Mensch sich selbst geschaffen hat, als er beschloss, sich von Junkfood zu ernähren. Ein ausgewachsener männlicher Gorilla ist dreißigmal stärker als ein Mensch. Und wie konnte die menschliche Rasse vor der Entdeckung von Feuer und Vitaminen überleben? Benutzen Sie Ihren gesunden Menschenverstand.

Alles spricht für Obst

Davon haben sich unsere gemeinsamen Vorfahren ernährt, und davon ernähren sich unsere engsten Verwandten heute. Das war unser Grundnahrungsmittel, ehe wir die Wälder verließen und sie abholzten, um Getreide anzubauen und Tiere zu züchten. Und das versuchen wir unseren Kindern noch heute anzugewöhnen, obwohl sie von Natur aus lieber Obst essen.

Der Beweis liegt im Essen

Die Puddinge und Eisportionen, die wir als Kinder so liebten, wurden mit dem Geschmack von Erdbeeren, Ananas, Vanille oder Himbeeren aromatisiert. Warum würzen wir Fleisch mit Apfel, Minze, Preiselbeeren, Meerrettich, Salbei, Zwiebeln oder Essiggurken? Was mischen wir unter Milchshakes oder Cocktails? Zitronen, Erdbeeren, Ananas, Limonen, Himbeeren, Bananen und Orangen.

Obst schmeckt von Natur aus gut

Warum würden wir es sonst verwenden, um so viele andere Speisen zu aromatisieren? Angenommen, Fleischmahlzeiten schmecken tatsächlich so gut, warum müssen wir sie dann mit Salz und Pfeffer, Kräutern und Gewürzen, Knoblauch und Saucen verfeinern? Reifes Obst braucht keine solchen Zusätze, der Geschmack würde dadurch nur zerstört.

Warum nicht gleich das Gute essen?

Warum sollten wir ein schlechtes Imitat essen, wenn das Original nicht nur gebrauchsfertig zur Verfügung steht und auch noch weitaus billiger oder, wenn Sie einen Garten besitzen, sogar umsonst ist! Den Wert von Obst gibt in unverfälschter Weise der Volksmund wieder: »An apple a day keeps the doctor away«, (Ein Apfel täglich, und der Arzt bleibt zu Haus).

Der endgültige Beweis

Kein Nahrungsmittel enthält mehr Flüssigkeit, Energie und Nährstoffe als Obst. Der hohe Flüssigkeitsgehalt fördert eine schnelle Verdauung und Verwertung der Nährstoffe sowie den Abtransport von Abfallstoffen, was wiederum einen optimalen Energiegewinn zur Folge hat. Auch wenn Obst streng genommen zu den festen Nahrungsmitteln zählt, besteht es in erster Linie aus Wasser. Der hohe Wassergehalt versorgt den Körper mit wertvollen Mineralstoffen.

Obst macht frisch

Ist Ihnen schon einmal aufgefallen, dass Tennisspieler Bananen essen und Footballspieler in den Spielpausen Orangen verzehren, um schnell Energie zu tanken und sich zu erfrischen? Ist Ihnen auch schon einmal aufgefallen, dass Obst selbst an den heißesten Tagen nicht nur erfrischt, sondern auch kühl bleibt? Industriell hergestellte Getränke muss man dafür in den Kühlschrank stellen oder mit Eis kühlen.

Betrachten Sie die Zusammenhänge

Nun werden Sie mir sicher beipflichten, dass die Fakten überwältigend sind. Sei es wegen des Geschmacks, des hohen Wassergehalts, der besseren Verdauung und Energiezufuhr, der Ballaststoffe, Vitamine und Nährstoffe oder des Abtransports von Gift- und Abfallstoffen – frisches Obst, ergänzt durch Nüsse, Gemüse und Getreide, ist das optimale Nahrungsmittel, das Mutter Natur für den Menschen bereithält.

Ein kurzer Moment zum Nachdenken

Nun ist Ihnen vielleicht etwas von ihrer anfänglichen Begeisterung abhanden gekommen. Wenn ja, liegt es möglicherweise daran, dass Ihnen die Aussicht auf eine Zukunft, in der sich die Auswahl an Lebensmitteln auf Obst, Nüsse und ein paar Pflänzchen beschränkt, etwas eintönig erscheint. Ich darf Sie an zwei wichtige Punkte erinnern. Erstens, die Junkfood-Toleranz: Meine Methode legt keinerlei Beschränkungen auf. Zweitens, jede Mahlzeit wird besser schmecken, wenn Sie vorher versuchen, gegen die Gehirnwäsche anzugehen.

Werde ich nun Vegetarier?

Das wäre schön! Aber Sie werden es nur, wenn Sie es selbst wollen. Kommt unsere Angst davor, Vegetarier zu werden, nicht in erster Linie daher, dass wir Obst und Gemüse nicht mögen, sondern dass wir eine Reihe anderer Nahrungsmittel zu vermissen glauben, die wir für wertvoll halten? Dass uns eine größere Lebensmittelauswahl mehr Vorteile bietet, ist ein weiterer Irrglaube, den wir aus der Welt schaffen müssen.

Vielfalt ist die Würze des Lebens!

Kann sein, doch im Hinblick auf die Ernährung entspricht diese Annahme keineswegs der Realität und führt zu falschem Essverhalten. Egal, ob Sie nun am liebsten Wurst, Speck mit Ei oder Müsli zum Frühstück essen, haben Sie dabei nicht den Eindruck, dass Sie eigentlich jeden Tag das Gleiche zu sich nehmen? Wenn ich im Restaurant esse, sei es beim Italiener, Inder oder Chinesen, bestelle ich mir dort jeweils mein Lieblingsgericht. Was ist falsch daran, seine Lieblingsspeisen zu essen?

Die Gefahren einer abwechslungsreichen Ernährung

Uns wurde eingebläut, eine möglichst abwechslungsreiche Kost sei wichtig für die Gesundheit. In Wirklichkeit verhält es sich genau anders herum. Die Nahrungsmittelkonzerne bringen eine endlose Palette immer neuer Lebensmittel auf den Markt, die allesamt nur Junkfood sind. Ständige Abwechslung kann außerdem ernste Probleme mit der Verdauung, der Aufnahme von Nährstoffen und der Ausscheidung von Gift- und Abfallstoffen mit sich ziehen.

Spezialisierte Verdauungsvorgänge

Pandas ernähren sich fast ausschließlich von Bambus. Ziegen sind bekannt dafür, so gut wie alles zu fressen. Doch selbst eine Ziege wird pro Mahlzeit immer nur eine Art von Futter fressen. Wir nehmen pro Mahlzeit nicht nur mehrere Gänge zu uns, sondern mit jedem Gang und jedem Bissen auch noch verschiedene Lebensmittel, die mit Saucen und Gewürzen verfeinert sind.

Ist eine Kombination ratsam?

Wenn unterschiedliche Speisen auf einem Teller gereicht werden und diese sich im Mund vermischen, will man damit in der Regel den Geschmack der einen überdecken, und nur sehr selten gelingt es, den Geschmack der anderen zu unterstreichen. Seien Sie vorsichtig mit Lebensmittelkombinationen, denn wenn die Zusammenstellung nicht mit Umsicht erfolgt, kann die Aufnahme unterschiedlicher Lebensmittel bei ein- und derselben Mahlzeit ernste Probleme mit der Verdauung, Verwertung und Ausscheidung zur Folge haben.

Entfernen einzelner Teile

Das ist empfehlenswert, wenn man damit den Geschmack verbessert oder Giftstoffe eliminiert, ohne gleichzeitig den Nährwert natürlicher Lebensmittel zu beeinträchtigen. Klassische Beispiele sind das Entfernen der Schale bei Orangen und Bananen oder der Kerne bei Pflaumen und Kirschen. Aber Vorsicht: Das Entfernen einzelner Teile kann schädlicher sein als die von nichtverdaulichen Teilen hervorgerufenen Blähungen.

Raffinierter Zucker

Über viele Jahre wurde uns Angst vor Kalorien gemacht. Kalorien sind Energie. Sie können nicht zu viel Energie haben! Beim Raffinieren werden dem Zucker praktisch alle Nährstoffe, Vitamine und Ballaststoffe entzogen, übrig bleibt nur der schädliche Teil. Zucker macht dick, weil er nur leere, nutzlose Kalorien enthält und ein Übermaß an Kohlenhydraten, die in Fett umgewandelt werden.

Warum schmecken Süßigkeiten so gut?

Aus genau dem gleichen Grund, aus dem wir Obst mögen – Mutter Natur hat es so gewollt. Reifes Obst schmeckt süß, also versah sie uns mit einer Vorliebe für Süßes, so dass wir es auch bestimmt essen. Wir können ihr nun wirklich nicht die Schuld dafür geben, dass die Menschen sich selbst täuschen, indem sie Junkfood mit Fruchtaromen und Süßstoffen versehen, um es uns schmackhaft zu machen.

Hände weg von exotischen Süßspeisen und Gebäck

Künstlich gesüßtes Junkfood ist noch schlimmer als unverdauliche Bestandteile. In beiden Fällen werden dem Körper zu wenig Nährstoffe und Energie zugeführt und er ist nach wie vor hungrig. Doch da Sie sich nach dem Essen leichter Speisen nicht übersättigt fühlen, ist die Wahrscheinlichkeit hoch, dass Sie auch weiterhin wenig essen.

Zwei Fehler sind zwei Fehler

Und drei führen ziemlich sicher zum Desaster. Schokolade ist eine Kombination aus dreierlei Arten Junkfood: Kakao, raffiniertem Zucker und Milch. Falls Sie sich schon einmal gefragt haben, warum Sie trotz des brackigen Geschmacks von Schokolade und obwohl er Ihnen bald über ist, nicht mit dem Essen aufhören können, sollten Sie wissen, dass Kakao ein Suchtgift namens Theobromin enthält.

Künstliche Aromen

Es ist schon schlimm genug, dass echte Fruchtaromen verwendet werden, um Junkfood aufzuwerten. Doch wenn die Aromen selbst Junkfood sind, wie zum Beispiel Schokolade, ist das noch eine Steigerung. Ein weiteres Beispiel ist Toffee (Weichkaramell), das raffinierten Zucker und Kaffee enthält. Die Vorliebe dafür entsteht durch die Abhängigkeit von Koffein.

Beseitigung der Gehirnwäsche

Manche Teilnehmer meiner Kurse finden die Vorstellung, die Gehirnwäsche rückgängig zu machen, so schrecklich, dass sie es nicht einmal in Erwägung ziehen. Ein Kursteilnehmer weigerte sich zu akzeptieren, dass das Leben für ihn auch ohne Rindfleisch schön sein könne. Wir baten ihn, mit verbundenen Augen eine Reihe verschiedener gekochter, ungewürzter Fleischsorten zu versuchen. Er war nicht in der Lage, Rind von Huhn oder Lamm zu unterscheiden.

Das Experiment

Sie beobachten einen Lehrer, der vor einer Klasse mit 50 Schülern 26-mal mit den Augen blinzelt. Auf die Frage, wie oft er geblinzelt hat, antworten 34 Schüler: 27-mal. Nun werden Sie gefragt? Sie haben keinen Grund anzunehmen, man wolle Sie auf die Probe stellen. Bleiben Sie bei der richtigen Zahl und riskieren es, aus der Reihe zu tanzen, oder sind Sie so dumm und widersprechen 34 intelligenten Menschen?

Das Ergebnis

Ich kann nur berichten, dass dieses Experiment häufig wiederholt wurde und nur jeder achte Schüler das Selbstvertrauen und den Mut besaß, sein eigenes Ergebnis kundzutun. Die restlichen sieben waren Schafe. Dieses Buch wurde nicht für Schafe geschrieben. Ich fordere Sie auf, umzudenken. Das geht nicht ohne Fantasie und Intelligenz.

WENN SIE BEIDES BESITZEN,
WERDEN SIE REICHLICH BELOHNT!

Was ging schief?

Als durch die industrielle Revolution und den technischen Fortschritt immer mehr Menschen gezwungen waren, in den Städten zu leben, wo es keine ausreichende Versorgung mit frischem Obst und Gemüse gab, wurden wir zunehmend von konserviertem Junkfood abhängig. Heute ist die Fernsehwerbung so überzeugend, dass selbst die Landbevölkerung auf Junkfood hereinfällt.

Man hat Sie reingelegt

Lachen Sie eigentlich, wenn sich irgendein Idiot wie ein hypnotisiertes Huhn benimmt? Würden Sie reklamieren, wenn Ihnen jemand einen Ledergürtel verkauft und sich bei näherem Hinsehen herausstellt, dass er in Wirklichkeit aus Pappe ist? Würden Sie ihn überhaupt kaufen, wenn Sie schon im voraus wüssten, dass es sich um eine Attrappe handelt? Selbst ein Idiot würde das nicht tun. Wollen Sie sich weiterhin von einer Nachahmung täuschen lassen, von der die Qualität und Dauer Ihres Lebens abhängt?

Lesen Sie nicht weiter

Bevor Sie weiterlesen, sollten Sie prüfen, ob Sie die von mir formulierten Grundprinzipien verstehen und gutheißen. Denken Sie daran: Ich habe sie nicht erfunden, und ich behaupte auch nicht, über Spezialwissen zu verfügen. Ich behaupte aber, genügend gesunden Menschenverstand zu besitzen, um mich an einer Intelligenz zu orientieren, die um einiges größer ist als die der Menschen. Wenn Sie nach wie vor Zweifel haben, lesen Sie alles noch einmal von vorn.

Überstürzen Sie nichts!

Vielleicht verstehen Sie die Grundregeln so klar und deutlich, dass Sie am liebsten sofort auf ausschließlich naturbelassene Lebensmittel umsteigen möchten. Jede grundlegende Veränderung im Leben geht mit einer gewissen Desorientierung einher. Sowohl Körper als auch Geist brauchen eine bestimmte Zeit, um sich umzustellen. Wichtig ist es, schrittweise vorzugehen.

Wie machen Sie die Gehirnwäsche rückgängig?

Die wichtigste Regel lautet: Glauben Sie keinem Experten, egal wie anerkannt er auch sein mag. Stellen Sie alles, was Sie über Ernährung hören oder lesen in Frage, und ignorieren Sie es, wenn es im Widerspruch zu jener Intelligenz steht, die uns erschaffen hat. Im Grunde genommen müssen Sie in zwei Schritten vorgehen. Beide Schritte sollten gleichzeitig ausgeführt werden.

Der erste Schritt

Überlegen Sie sich jedes Mal, wenn Sie Fleisch, Geflügel, Fisch oder Milchprodukte essen, welche Probleme Sie damit Ihrem Körper bereiten. Achten Sie ganz bewusst auf den Geschmack, verzichten Sie dabei auf jegliche Zusätze. Betrachten Sie Desserts, Gebäckwaren und Süßigkeiten als krankmachendes Junkfood. Sie werden Wurst und Eier mit Speck bald als das sehen, was sie wirklich sind:

UNVERDAULICHE PAMPE!

Der zweite Schritt

Genießen Sie beim nächsten Mal, wenn Sie in einen saftigen Apfel beißen, nicht nur den erfrischenden Geschmack, sondern auch die Tatsache, dass er im Überfluss die Nährstoffe und Flüssigkeit enthält, die Sie für ein langes, gesundes Leben brauchen, dass er schnell und leicht verdaulich ist und ein Minimum an nicht verwertbaren Bestandteilen besitzt.

Salz, Senf, Essig und Pfeffer

Natürliche Lebensmittel brauchen keine Zusätze. Sämtliche Zusätze dienen nur dem Zweck, langweiligem Junkfood eine gewisse Würze zu verleihen, schalen Geschmack zu überdecken oder Saures süßer zu machen. Seien Sie besonders skeptisch, wenn die Sauce selbst Schokolade oder Zucker enthält. Bei Verwendung von sehr geschmacksintensiven Zutaten wie Zwiebeln, Knoblauch oder Curry schmecken Sie vom Essen kaum mehr etwas.

Ist meine Methode praktisch?

Man kann ja schließlich nicht den ganzen Tag wie ein Gorilla herumhängen und eine Banane essen, wenn man gerade hungrig ist! Das müssen Sie auch gar nicht. Selbst wild lebende Tiere haben einen Rhythmus. Löwen schlafen den ganzen Tag und jagen am Abend. Sie müssen einen Rhythmus entwickeln, mit dem sich der Hunger stillen lässt, der aber gleichzeitig auch Ihre Lebensumstände sowie die in diesem Buch aufgeführten Grundsätze berücksichtigt.

Die Kombination

Der Magen setzt säurehaltige Säfte für die Verdauung von eiweißhaltigen Lebensmitteln und basische für Kohlenhydrate ein. Vermischt man Säuren und Basen, neutralisieren sie sich gegenseitig. Essen sie Fleisch (hoher Eiweißgehalt) zusammen mit Kartoffeln (viele Kohlenhydrate), kann keines von beiden verdaut werden. Die Verdauungstätigkeit kommt zum Stillstand, eine der Hauptursachen von Verstopfung.

Der richtige Zeitpunkt

Es gibt nur eine Regel: Essen Sie Obst ausschließlich auf leeren Magen. Wird Obst zusammen mit anderen Lebensmitteln verzehrt, kann es nicht verdaut werden und verdirbt im Magen. Obst kann jedoch in Verbindung mit grünen Salaten gegessen werden, solange diese kein Fleisch und keinen Käse enthalten. Gönnen Sie Ihrem Magen nach einer schweren Mahlzeit mindestens acht Stunden Pause zum Entleeren. Geeignete Kombinationen finden Sie im Anhang, Seite 151.

Wie fange ich am besten an?

Am besten essen Sie zum Frühstück Obst, und zwar ausschließlich Obst. Zu Beginn fällt es Ihnen vielleicht schwer, dieses Prinzip zu akzeptieren, aber es wird nicht lange dauern, und nach kürzester Zeit werden Sie sich nicht mehr vorstellen können, jemals etwas anderes gegessen zu haben. Wenn Sie drei Mahlzeiten täglich zu sich nehmen, decken Sie mit einem Obstfrühstück schon fast die Hälfte der angestrebten siebzig Prozent an natürlichen Nahrungsmitteln ab.

Ist Obst allein nicht zu eintönig?

Termiten ist nicht einmal moderndes Holz zu eintönig. Nur Junkfood kann Ihnen irgendwann einmal zu fade werden. Und obwohl die Supermärkte ihr Angebot an Junkfood ausgeweitet haben, können wir ihnen gleichzeitig dankbar sein für die große Bandbreite köstlicher und exotischer Früchte und Gemüse, die sie inzwischen für uns im Angebot haben.

Brauchen Erdbeeren Sahne?

Nein. Auch das ist ein Irrglaube. Sahne schmeckt sehr langweilig und wird selten allein gegessen. Man streut meist dann Zucker über Erdbeeren und andere Früchte, wenn sie nicht reif sind. Damit verwandelt man sie in Junkfood. Essen Sie Obst nur, wenn es frisch und reif ist. Machen Sie einen Bogen um Dosenfrüchte in gesüßtem Sirup. Und kochen Sie frisches Gemüse nicht zu lange.

Wann mache ich weiter?

Erst wenn Sie erfahren haben, wie genussvoll ein Obstfrühstück sein kann, wenn sich die Nahrungsumstellung an der Gewichtsabnahme ablesen lässt und wenn Sie das Mehr an Wohlbefinden und Energie zu schätzen gelernt haben. Parallel dazu sollten Sie das Zwei-Schritte-Programm zur Umkehr der Gehirnwäsche beibehalten. Es hilft auch, das Buch noch einmal zu lesen. Ihr Konsum an Junkfood wird ganz von selbst zugunsten natürlicher Nahrungsmittel zurückgehen.

Wie mache ich weiter?

Da Ihre Mahlzeiten vermutlich auch bisher schon frisches Gemüse enthalten haben, bedarf es keiner drastischen Umstellungen, um sich innerhalb des Dreißig-Prozent-Limits zu bewegen. Wenn das Mittagessen etwas Leichtes ist, wie zum Beispiel Salat, können Sie abends essen, was Sie wollen. Solange es keine schlecht kombinierten, schweren Speisen sind, wird Ihr Magen am nächsten Morgen leer sein und sich auf ein köstliches Obstfrühstück freuen.

Rezepte

Meine Methode basiert auf einer Reihe von Grundsätzen, die vom gesunden Menschenverstand ausgehen, und auf den Rezepten von Mutter Natur, mit deren Hilfe sich mein Versprechen auch für Sie erfüllen wird. Die Methode bietet große Flexibilität, so dass Sie sich praktisch an die Lebensweise jedes Einzelnen anpasst. Genaue Rezepte anzugeben ist nicht meine Absicht und im Rahmen dieses Buches auch gar nicht möglich.

Freude an der Herausforderung

Wenn Sie mehr Hilfe brauchen, gibt es eine ganze Reihe hervorragender Bücher mit genau beschriebenen, köstlichen Rezepten, die den hier genannten Grundsätzen entsprechen oder sich leicht dahingehend abwandeln lassen. Mir persönlich macht es nach wie vor großen Spaß, selbst immer wieder etwas Neues auszuprobieren und neue Rezepte zu entdecken. Vielleicht helfen Ihnen einige Tipps, die ich für sehr nützlich halte.

Behalten Sie das Gute bei und lassen Sie das Schlechte weg

Anfangs konnte ich nur schwer akzeptieren, dass die meisten meiner Lieblingsspeisen Schrott waren: Cornflakes, die in Milch und Zucker schwimmen, mit Gemüse gebratenes Rindfleisch, Steak mit Pommes und Zwiebeln, Tomaten und Pilzen. Ich ersetzte Milch und Zucker durch frisch gepressten Orangensaft und ließ bei den beiden anderen Gerichten das Fleisch weg. Erstaunlicherweise schmeckten alle drei Gerichte auf einen Schlag besser.

Aber sind Cornflakes nicht auch Junkfood?

Streng genommen ja. Genau wie Brot bestehen sie aus industriell verarbeitetem Weizen. Ich habe ganz sicher nicht die Absicht, Weizen in seinem natürlichen Zustand zu verzehren, und esse oft Brot und andere Speisen aus Mehl. Bei einer Weiterverarbeitung werden nicht zwangsläufig sämtliche Nährstoffe zerstört. Brot besitzt gewiss nicht die idealen Eigenschaften von Obst, ist aber bei weitem nicht so schlecht wie Fleisch.

Meine Abneigung gegen Salate

Zu Beginn fand ich den gewohnten Eisbergsalat, Tomaten, Gurken, geraspelte Karotten, Kartoffeln und Kohl ohne eine großzügig bemessene Ration Mayonnaise (Junkfood) ganz schön fade. Doch frische, reife Melonen, Orangen, Pfirsiche, Trauben, Ananas und Nüsse verwandeln einen Salat in eine echte Delikatesse. Und Lammkoteletts mit neuen Kartoffeln und Erbsen finde ich ohne die Koteletts genauso gut.

Wie berechne ich das Junkfood-Limit?

Machen Sie keine Wissenschaft daraus. Setzen Sie Ihren gesunden Menschenverstand ein und unterscheiden Sie zwischen sehr schädlichem Junkfood wie rotem Fleisch und weniger schädlichem wie Brot. Es macht nichts, wenn Sie zu Beginn über das Dreißig-Prozent-Limit hinauskommen. Sie werden ganz automatisch mehr natürliche Nahrungsmittel essen und Junkfood zunehmend meiden. Bald müssen Sie nicht einmal mehr bewusst auf die Verteilung achten.

Muss ich das Weihnachtsmenü stehen lassen?

Das hängt von Ihnen ab. Ein gelegentlicher Ausrutscher richtet keinen Schaden an. Doch haben Sie sich erst daran gewöhnt, sich voller Energie, gut in Form, fit und gesund zu fühlen, wird Ihnen auch viel stärker bewusst, wie viel Missbehagen die gelegentlichen Anfälle von Völlerei auslösen. Die Menge an Junkfood, die man bei solchen Gelegenheiten zu sich nimmt, wird abnehmen, ebenso wie die Häufigkeit solcher Gelegenheiten.

Eine kurze Unterbrechung

Zu Beginn der Gegengehirnwäsche fiel es mir noch nicht allzu schwer, den Prozess des Umdenkens gelegentlich zu unterbrechen. Wenn man mir ein exotisches Dessert anbot, konnte ich noch der Gastgeberin und mir selbst etwas vormachen und es mit Genuss in mich hineinlöffeln. Inzwischen hat meine Methode aber ihre volle Wirkung entfaltet, so dass ich eine solche Nachspeise nur noch als Junkfood betrachten kann.

Essen Sie nicht zwischen den Mahlzeiten!

Das geschieht in der Regel nur aus Gewohnheit oder Langeweile und mindert den Hunger. Übermäßiges Essen ist kein Mittel gegen Langeweile, im Gegenteil, es führt zu Übergewicht und Lethargie, und das wiederum zu einer Einschränkung der Aktivitäten und schließlich zu Langeweile. Ein lebendiger und gesunder Geist sollte sich nie langweilen.

Und wenn ich zwischen den Mahlzeiten Hunger habe?

Wenn die vorangegangene Mahlzeit vorwiegend aus Junkfood bestand, kennen Sie die Ursache und die Lösung. Wenn es natürliche Lebensmittel waren, müssen Sie Ihren Rhythmus ändern. Vielleicht haben Sie bei der Mahlzeit zu wenig gegessen. Wenn Sie zwischendurch etwas brauchen, greifen Sie zu Obst. Essen Sie Obst, so viel Sie wollen, Sie werden dadurch niemals übergewichtig werden. Aber warum nicht einfach diesen Hunger genießen, wie ich es mache? Die nächste Mahlzeit schmeckt dann umso besser.

Getränke

Hier ist es zum Glück wesentlich einfacher. Der beste Durstlöscher, den die Natur für alle Lebewesen gleichermaßen vorgesehen hat, ist kühles, sauberes, erfrischendes und sauerstoffreiches Wasser. Zumindest war es sauber, bis die Menschen Seen und Flüsse verschmutzten. Heute kommt unser Wasser nicht frisch aus einem Bergbach, sondern direkt aus der Flasche oder dem Wasserhahn.

Mutter Natur lehrt uns das Trinken

Trinken Sie nur, wenn Sie Durst haben, und löschen Sie Ihren Durst mit Wasser. Wenn Sie nicht dehydriert sind, brauchen Sie selten mehr als ein Glas Wasser auf einmal. Sechs Gläser würden Sie krank machen. Bei starken Alkoholikern kann es durchaus vorkommen, dass sie nach acht Flaschen Bier immer noch durstig sind. Das kommt daher, dass Alkohol in keiner Weise den Durst löscht, sondern dehydrierend wirkt.

Tee ohne Milch, Zucker oder Tee!

Darum bat eine Dame in einem unserer Kurse. Es dauerte eine Weile, bis der Groschen gefallen war: »Aber das ist ein Glas heißes Wasser?« »Ja, aber ich stelle mir vor, es ist eine Tasse Tee ohne die schädlichen Stoffe.« Das ist ein Resultat der Gehirnwäsche. Manche Menschen trinken sechzehn Tassen Tee oder Kaffee am Tag, und zwar nicht, weil sie Durst haben, sondern weil sie von Koffein abhängig sind.

Machen Sie die Gehirnwäsche rückgängig

Klar, das gesündeste und erfrischendste Getränk der Welt ist für den Menschen nicht gut genug. Er muss ihm Farbe, Fruchtgeschmack, Alkohol, Zucker, Drogen und anderes zugeben. Als Krönung setzt er noch ein kleines Schirmchen obenauf. Um die Gehirnwäsche rückgängig zu machen, ist beim Trinken das gleiche Zwei-Schritte-Programm vonnöten wie beim Essen.

Nützliche Tipps

Am einfachsten kann man minderwertiges Essen oder Trinken vermeiden, wenn man es gar nicht kauft. Laden Sie sich am Buffet nicht zu viel auf einmal auf den Teller, und wenn jemand Ihnen zu viel serviert, versuchen Sie nicht, den Teller leer zu essen. Fragen Sie sich selbst: »Muss ich wirklich noch weiter essen?« Lautet die Antwort nein, hören Sie damit auf. Das gibt Ihnen ein gutes Gefühl, und die nächste Mahlzeit schmeckt umso besser.

Sport

Die meisten Ernährungsspezialisten behaupten, Sport sei beim Abnehmen unerlässlich. Erzählen Sie das einmal einem Faultier. Sport nur um des Abnehmens willen ist Teil des Diätsyndroms. Damit wird er zu einer Strafe und erfordert Willenskraft. Es kommt aufs Gleiche hinaus, wie mit dem Auto durch die Gegend zu fahren, um Benzin zu verbrauchen. Beim Sport verbrauchen Sie Energie, das macht Sie hungrig und durstig, was Sie wiederum veranlasst, mehr zu essen und zu trinken.

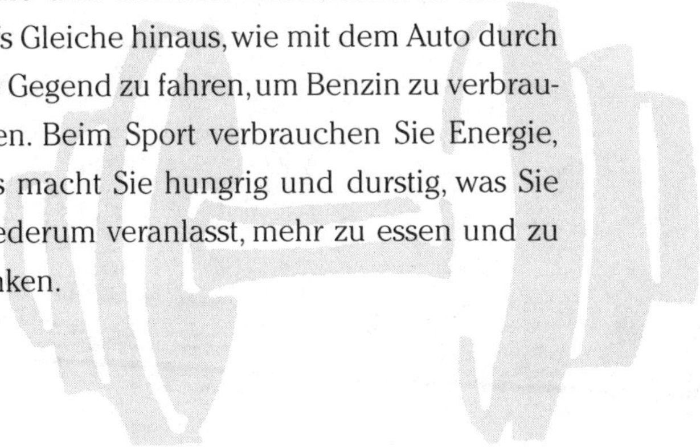

Ich empfehle Sport dringend

Aber nicht um abzunehmen, sondern weil Sie damit Ihre Muskeln trainieren. Mit trainierten Muskeln fühlen Sie sich fit und gesund und haben mehr Freude am Leben. Kaufen Sie keinen Hometrainer oder andere Gerätschaften. Es ist bei weitem besser, einen Sport wie Golf, Tennis, Squash oder Badminton zu beginnen, weil der soziale Aspekt daran den Spaß vergrößert. Wenn Sie lange keinen Sport ausgeübt haben, sollten Sie vorher einen Arzt konsultieren.

Der Gipfel des Horrors

Sei es die Produktion von Junkfood, die Zerstörung unseres Lebensraums, Überbevölkerung, Umweltverschmutzung, Ausbeutung natürlicher Ressourcen oder die Verwandlung fruchtbaren Bodens in Brachland, die Eingriffe des Menschen beschwören meist Unheil herauf. Inzwischen geht man schon so weit, natürliche Lebensmittel genetisch zu verändern! Das ist nichts anderes, als einen Fernseher zu reparieren, der überhaupt nicht kaputt ist!

Etwas Positives zum Schluss

Ich hoffe, dieses Buch hilft auch Ihnen, Ihr Gewichtsproblem auf genussvolle Art und Weise zu lösen. Verzweifeln Sie bitte nicht, wenn Sie auf Schwierigkeiten stoßen. Das bedeutet nicht, dass die Methode bei Ihnen nicht funktioniert. Sie haben lediglich einige Punkte falsch verstanden.

SIE WERDEN REICHLICH BELOHNT, GENIESSEN SIE DAS LEBEN!

ANHANG

Richtlinien für geeignete Kombinationen

- Essen Sie Obst nur zusammen mit frischem Gemüse.
- Essen Sie während einer Mahlzeit Kohlenhydrate nicht zusammen mit Eiweiß.
- Essen Sie während einer Mahlzeit nicht mehr als ein konzentriertes Lebensmittel. Konzentrierte Lebensmittel sind alle Lebensmittel außer Obst und Gemüse.
- Nichtstärkehaltige Gemüsearten (hoher Wassergehalt) können sowohl durch basische als auch durch säurehaltige Magensäfte verdaut werden und dürfen daher entweder mit Eiweiß (Fleisch, Fisch, Geflügel und Milchprodukte) oder mit Kohlenhydraten (Weizen, Brot, Reis, Nudeln, Kartoffeln, Getreide oder Frühstücksflocken) kombiniert werden.

Typische Leserfragen und -anmerkungen

Sie behaupten, Ihre Methode funktioniert bei jedem, warum schaffen es aber manche trotzdem nicht?

Es ist einfach zu schwimmen oder Fahrrad zu fahren, wenn man es erst einmal gelernt hat. Aber manche Menschen finden es schwierig, es zu erlernen, und lassen es deshalb für immer bleiben.

Wie lange dauert es, bis sich Ihre Behauptung als richtig erweist?

Das hängt vom Einzelnen ab. Der Hauptgrund für ein Scheitern liegt in übereiltem Vorgehen. Das ruft nur Ängste hervor und lässt ein vorher angenehmes Leben in Dauerstress ausarten. Wichtig ist es, erst einmal anzufangen und das Leben weiterhin zu genießen. Darauf zu warten, bis es sich von selbst ergibt, ist so, wie der Farbe beim Trocknen zuzusehen.

Sie sollten Rezepte beilegen.

Nein. Wenn Sie aus einer Do-it-yourself-Broschüre lernen, wie man tapeziert, würden Sie auch nicht erwarten, dass die Broschüre automatisch auch die Tapeten für Sie aussucht, oder? Einer der Vorteile meiner Methode ist ihre Flexibilität. Sie haben die freie Wahl.

Ich koche für meinen Mann und meine Kinder und habe Vorbehalte, ihnen natürliche Lebensmittel aufzudrängen.

Es wäre ein Fehler, es überhaupt nicht zu versuchen. Sie haben die Pflicht, Ihre Familie zum Umdenken zu bewegen. Und glauben Sie mir, alle werden Ihnen dankbar sein, wenn sie erst einmal die Vorteile erkennen. Nutzen Sie einige Tricks, um die Essgewohnheiten langsam umzustellen, und die anderen werden es nicht einmal bemerken.

Ich bin gegen bestimmte Obstsorten allergisch.

Vermutlich haben Sie das Obst zusammen mit konzentrierten Nahrungsmitteln gegessen. Versuchen Sie es einmal auf leeren Magen.

Ich muss berufsbedingt oft in Hotels und Restaurants essen.
Beschweren Sie sich, wenn man Ihnen keine natürlichen Lebensmittel anbietet. Inzwischen steigen viele Menschen auf natürliche Ernährungsweisen um.

Obstsaft ist mit Sicherheit nicht ungesund.
Ja, aber nur, wenn er keine Zusätze enthält. Doch das Obst selbst liefert aufgrund des hohen Wassergehalts mehr Nährstoffe.

Kuhmilch ist doch ein natürliches Nahrungsmittel.
Nur für Kälber. Würden Sie sie lauwarm, direkt aus dem Euter trinken? Bevor Sie bei uns auf dem Tisch steht, muss sie pasteurisiert, homogenisiert und erhitzt werden.

Informationen für die Leser von Allen Carr

ALLEN CARR'S EASYWAY – *der leichte Weg* stellt eine praktische Hilfe dar, ein gesünderes, glücklicheres und freieres Leben zu führen. Bekannt durch seine Erfolge zum Thema Nichtrauchen, hat Allen Carr seine erfolgreiche Vorgehensweise auch für das Thema Wunschgewicht umgesetzt.

ALLEN CARR'S EASYWAY-Nichtraucherkurse werden seit 1993 mit sehr großem Erfolg in Deutschland, Österreich und der Schweiz angeboten.

Kurse zum Wunschgewicht, die praktische und persönliche Unterstützung zur Durchführung der ALLEN-CARR-Methode anbieten, können Sie ab Frühjahr 2000 an den jeweiligen Standorten besuchen.

Allgemeine Anfragen über ALLEN CARR'S EASYWAY in Deutschland, Österreich und der Schweiz richten Sie bitte an die folgende Adresse:

ALLEN CARR'S EASYWAY
Petra Wackerle & Stephan Kraus
Samweg 14, 82281 Poigern
Tel.: 08134/559560, Fax: 08134/559561
E-mail: info@allen-carr.de

Weitere Infos zu ALLEN CARR'S EASYWAY erhalten Sie im Internet unter: www.allen-carr.de

Standorte ALLEN CARR'S EASYWAY

Die Kurse stellen eine ideale Ergänzung zum Buch dar und können selbstverständlich auch alternativ besucht werden. Standorte gibt es u.a. in München, Stuttgart, Nürnberg, Düsseldorf, Wiesbaden, Berlin, Hannover, Bad Salzuflen, Hamburg, Köln, Zürich, Salzburg und Wien. Aber auch in Ihrer Nähe! Unverbindliche und kostenlose Informationen über die Kurse, Standorte und Termine erhalten Sie unter den Telefonnummern und Internetadressen:

- ALLEN CARR'S EASYWAY Deutschland
  Tel.: 0180-3201717 (zum Nahtarif)
  Internet: www.allen-carr.de
- ALLEN CARR'S EASYWAY Österreich
  Tel.: 0800-RAUCHEN (7282436)
  Internet: www.allen-carr.at
- ALLEN CARR'S EASYWAY Schweiz
  Tel.: 0800-RAUCHEN (7282436)
  Internet: www.allen-carr.ch

ALLEN CARR'S EASYWAY International
England
Website: http://www.allencarrseasyway.com

- London: John Dicey, Sue Bolshaw; Tel. + Fax: 0208 944 7761
  E-mail: postmaster@allencarr.demon.co.uk
- Birmingham: John Dicey; Tel. + Fax: 0121 423 1227
  E-mail: postmaster@allencarr.demon.co.uk
- Bristol: Trevor Emdon; Tel.: 0117 908 1106
- Devon: Trevor Emdon; Tel.: 01392 811603
  E-mail: trev@wizardofwisdom.com
- Edinburgh: Derek McGuff
  Tel.: 0131 660 6688, Fax: 0131 660 3203
  E-mail: easyway@clara.co.uk

- Glasgow: Joe Bergin; Tel.: 01875 616658
  E-mail: bergin@clara.co.uk
- Kent: Angela Jouanneau; Tel.: 01227 779 188
  E-mail: easywaykent@barclays.net
- North East: Tony Attrill; Tel. + Fax: 0191 581 0449
  E-mail: tonyattrill@netspace.co.uk
- South Coast und Southhampton: Trevor Emdon
  Tel.: 01425 272757, Fax: 01425 274250
- Yorkshire: Diana Evans
  Tel.: 0700 900 0305, Fax: 01904 340 159
  Mobile: 07931 597 588
  E-mail: dianayork@yahoo.co.uk

Australien

- Melbourne: Trudy Ward; Tel. + Fax: 03 9894 8866
  E-mail: easyway@bigpond.com

Belgien

- Antwerpen: Dirk Nielandt
  Tel.: 03 281 6255, Fax: 03 744 0608
  E-mail: easyway@online.be

Canada

- Toronto: Nancy Toth
  Tel.: 905 827 3888, Fax: 905 827 9434
  E-mail: aceasyway@msn.com

Dänemark

- Kopenhagen: Mette Fonss
  Tel.: 05 33310476, Mobil: 51903536
  E-mail: mettef@image.dk

Ecuador

- Quito: Ingrid Wittich; Tel. + Fax: 02 56 33 44
  E-mail: toisan@ECNET.ec

Frankreich

Website: http://www.allencarr.fr

- Marseille: Erick Serre
  Tel.: 04 91 33 54 55, Fax: 04 91 33 32 77
  E-mail: info@allencarr.fr
- Albertville: Daniel Gille
  Tel.: 04 79 37 76 02, Fax: 04 79 32 84 72
  E-mail: easyalpes@wanadoo.fr
- Paris: Erick Serre; Tel.: 01 40 47 07 07
- Roussillon: Eugene Salas; Tel.: 04 68 34 40 68
  E-mail: eugenesalas@minitel.net
- Carribean: Fabiana de Oliveira
  Tel.: 05 90 84 95 21, Fax: 05 90 84 60 87
  E-mail: allencaraibes@wanadoo.fr

Holland

Website: http://www.allencarr.nl

- Amsterdam: Eveline De Mooij
  Tel.: 020 465 4665, Fax: 020 465 6682
  E-mail: amsterdam@allencarr.nl
- Utrecht: Paula Rooduijn
  Tel. (stop smoking): 035 60 29458
  Tel. (weight): 035 60 32153, Fax: 035 60 322 65
  E-mail: soest@allencarr.nl
  Nicolette de Boer; E-mail: nicolette@allencarr.nl
  Annette van Schaik; E-mail: annette@allencarr.nl
- Rotterdam: Kitty van't Hof
  Tel.: 010 244 07 09, Fax: 010 244 07 10
  E-mail: rotterdam@allencarr.nl
- Nijmegen: Jacqeline van den Bosch
  Tel.: 024 3603305, E-mail: nijmegen@allencarr.nl

Irland

– Dublin: Brenda Sweeney; Tel.: 01 494 1644
E-mail: seansw@iol.ie
– Munster: Catherine Power Hernandez
Tel. + Fax: 056 54911
E-mail: powerhernandez@eircom.net
– Connaught: Melody Dunne; Tel. + Fax: 094 67925

Island

– Reykjavik: Petur Einarsson & Valgeir Skagfjord
Tel.: 354 553 9590, Fax: 354 588 7060
E-mail: pein@ismennt.is

Israel

– Jerusalem: Michael Goldman; Tel.: 02 624 2586
E-mail: okets@zahav.net.il

Italien

– Mailand: Francesca Cesati
Tel. Mobile: 0348 354 7774 oder 0322 980 350
E-mail: fcesati@cableinet.co

Spanien

– Madrid: Geoffrey Molloy & Rhea Sivi
Tel.: 902102810, Fax: 942 832716
E-mail: sivimoll@arrakis.es

Südafrika

– Kapstadt: Dr. Charles Nel
Tel.: 083 600 5555, Fax: 083 8 600 5555
E-mail: easyway@allencarr.co.za

USA

– Texas: Laura Cattell
Tel.: 281 597 1904, Fax: 281 597 9829
E-mail: Laura@easywayexpress.com

BESTSELLERAUTOREN VON

Mosaik bei GOLDMANN

IM SYMPATHISCHEN TASCHENFORMAT

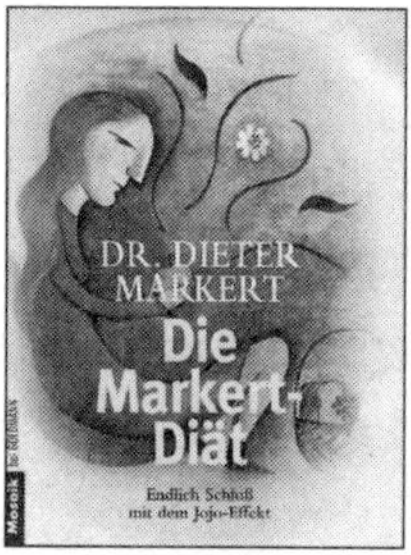

16404

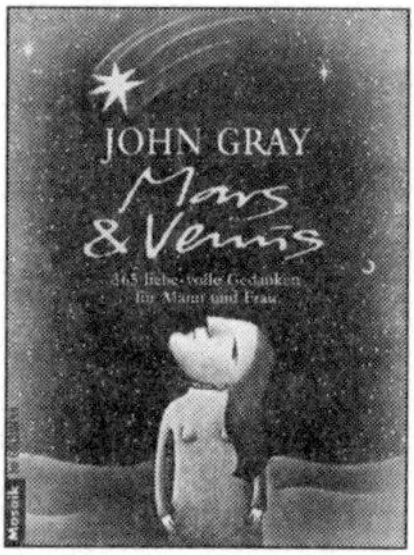

16400

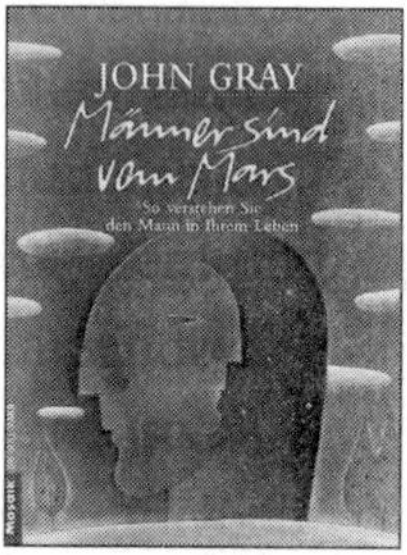

16403

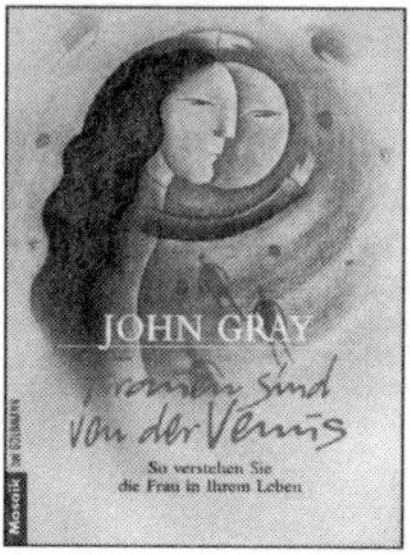

16405

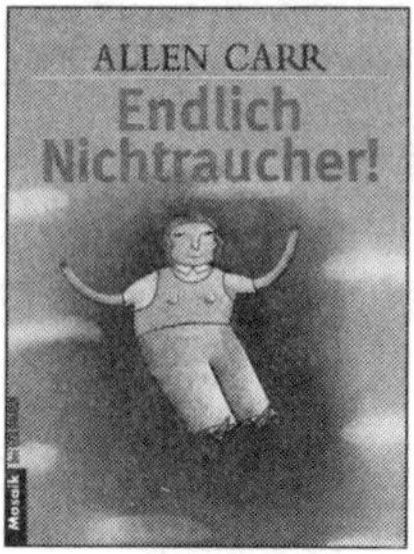

16401

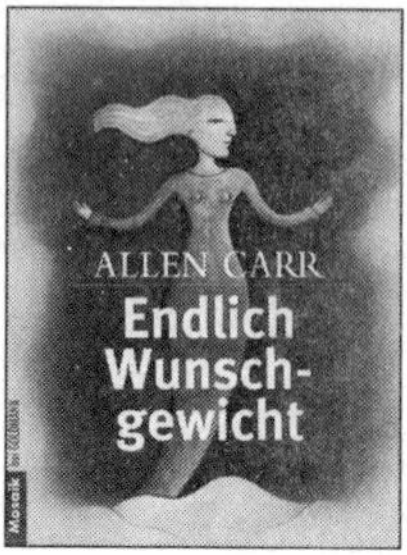

16402